L'ÉPIDÉMIE DE GRIPPE

de 1894-95 à Paris

ET LES

CONDITIONS MÉTÉOROLOGIQUES CONCOMITANTES

PAR

M. le Docteur P. DIGNAT

Lauréat et ancien chef de clinique médicale de la Faculté de médecine de Bordeaux
Secrétaire général adjoint de la Société de médecine et de chirurgie pratiques de Paris
Médaille de bronze de l'Académie de médecine, etc., etc...

Communication faite à la Société de médecine et chirurgie pratiques de Paris

SÉANCE DU 4 AVRIL 1895

CLERMONT (OISE)

IMPRIMERIE DAIX FRÈRES

3, PLACE SAINT-ANDRÉ, 3

—

1895

L'ÉPIDÉMIE DE GRIPPE

de 1894-95 à Paris

ET LES

CONDITIONS MÉTÉOROLOGIQUES CONCOMITANTES

PAR

M. le Docteur P. DIGNAT

Lauréat et ancien chef de clinique médicale de la Faculté de médecine de Bordeaux
Secrétaire général adjoint de la Société de médecine et de chirurgie pratiques de Paris,
Médaille de bronze de l'Académie de médecine, etc., etc...

Communication faite à la Société de médecine et chirurgie pratiques de Paris

SÉANCE DU 4 AVRIL 1895

CLERMONT (OISE)

IMPRIMERIE DAIX FRÈRES

3, PLACE SAINT-ANDRÉ, 3

—

1895

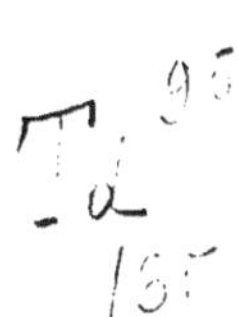

L'ÉPIDÉMIE DE GRIPPE

de 1894-95 à Paris

ET LES

CONDITIONS MÉTÉOROLOGIQUES CONCOMITANTES

Par M. le Docteur P. DIGNAT

Dans une série de mémoires que nous avons successivement publiés depuis près de trois ans (1), nous avons essayé de démontrer que le développement des épidémies de grippe et des épidémies de choléra paraissait être notablement favorisé par certaines circonstances météorologiques presque toujours invariables et à peu près identiques, soit qu'il s'agisse de la grippe, soit qu'il s'agisse du choléra. Cette manière de voir s'était imposée à notre esprit à la suite d'une étude comparative, minutieusement faite, des différentes épidémies ayant éclaté à Paris depuis l'année 1830, et des phénomènes météorologiques concomitants analysés un à un. Nos conclusions étaient, on se le rappelle peut-être, que si, contrairement à une opinion assez généralement répandue, les variations de hauteur de la nappe d'eau souterraine ne paraissent exercer aucune influence sur la production de ces épidémies, et si, contrairement encore à une hypothèse, soutenue par plusieurs auteurs, hypothèse qui à nous-même avait paru d'abord séduisante, on ne devait pas faire entrer en ligne de compte, au nombre des facteurs à invoquer comme favorisant l'éclosion du choléra ou de la grippe, les variations de l'ozone, pas plus du reste que les variations de l'acide carbonique et de l'azote atmosphériques, il existait, en revanche, certaines circonstances météorologiques dont l'influence nous semblait indiscutable et que nous énumérions ainsi :

a. Direction dominante des vents d'E. et N. E. ou N. durant les jours qui précèdent l'épidémie ;

(1) Dignat. — *Remarque sur l'épidémie de choléra.* (Bull. de la Soc. de méd. et de chir. prat. de Paris. Année 1892). — *Etude comparative des épidémies de grippe et de choléra dans leurs rapports avec les circonstances météorologiques concomitantes.* (Même bulletin. Année 1893). — *Nouvelle contribution à l'étude comparative des épidémies de grippe et de choléra, etc.*, (Même bull. Année 1894.)

b. Abaissement, vers la même période et pendant toute la durée de l'épidémie, de l'influence électrique au-dessous de la normale ;

c. Écarts assez brusques, soit en plus, soit en moins, de la température observée sur la température moyenne normale de l'époque correspondante ;

d. Écarts analogues de la pression barométrique ; ces écarts, toutefois, consistant plutôt en une augmentation de pression ;

e. Enfin et surtout, coïncidence avec une élévation de cette pression de l'abaissement de l'influence électrique.

Nous avancions de plus, ultérieurement, mais sous quelques réserves, que l'intensité de la lumière paraissait diminuer assez sensiblement dans la période précédant l'invasion des mêmes épidémies.

Établissant ensuite un rapprochement entre les conclusions précédentes et les résultats d'expériences de laboratoire ayant eu pour objet de déterminer l'action qu'exercent sur les micro-organismes l'électricité, la pression, le froid et la lumière, et, constatant que les variations subies par la plupart des agents physiques de l'atmosphère (exception faite cependant pour l'influence électrique) au moment de chacune des épidémies étudiées par nous, correspondaient précisément aux variations qui, d'après les expériences ci-dessus invoquées, paraissent être impropres au développement régulier des microbes, nous étions amené à tirer cette déduction que l'influence des circonstances météorologiques mises en évidence par nos recherches ne devait pas se faire sentir sur le microbe lui-même, mais exclusivement sur le terrain, c'est-à-dire sur l'organisme, celui-ci contractant de ce fait, ou bien un état de réceptivité convenable, ou bien des qualités particulières capables de favoriser certaines *transformations* de microbes jusque là inoffensifs, mais devenus, *dès ce moment*, pathogènes.

Depuis la publication de nos travaux quelques auteurs se sont engagés dans la même voie. Bien que les résultats de leurs investigations n'aient pas toujours exactement concordé avec les faits que nous nous sommes efforcé de mettre en relief ; bien que, certains de ces observateurs, au contraire, aient cru pouvoir attribuer à quelques éléments météorologiques une importance que nous leur avions niée et que nous leur nions encore aujourd'hui ; bien que d'autres aient accordé dans la pathogénie de l'une ou de l'autre des affections épidémiques que nous avons étudiées, un rôle prépondérant à des conditions atmosphériques dont nous avions négligé, à dessein du reste, de nous occuper jusqu'à présent, nous ne dissimulerons pas la satisfaction que nous a procurée la découverte de ces travaux émanant de sources aussi différentes et, surtout, contenant des conclusions aussi dissemblables. On nous permettra de nous arrêter un instant sur trois d'entre eux.

Celui de ces mémoires que nous citerons en premier a pour

auteur M. le docteur Mougeot, médecin du service local en Cochinchine, et se rapporte au choléra. Dans une communication adressée, au mois de décembre dernier, à l'Académie de médecine (1), M. Mougeot montre, d'après des observations personnellement recueillies, l'influence qu'exerceraient sur la production des épidémies de choléra, l'élévation de la température (principalement l'élévation de la hauteur des minima), l'élévation de la pression barométrique, l'irrégularité des hauteurs hygrométriques, c'est-à-dire la succession de fortes pluies continues et de fortes chaleurs, s'accompagnant elles-mêmes de sécheresse : enfin, les grands mouvements de terrain.

Les deux autres mémoires concernent les épidémies de grippe. A ce titre, ils rentrent mieux dans le cadre de la question que nous traitons aujourd'hui. Seulement, nous sommes forcé d'avouer que, ni nous ne les avons lus, ni ne connaissons les noms de leurs auteurs. L'existence de ces travaux, en effet, ne nous a été révélée que par la lecture du rapport de M. le docteur Kelsch sur le concours pour le prix de l'Académie en 1894, concours à l'occasion duquel la question proposée cette année-là était la suivante : *Sur l'étiologie de la grippe*. Hâtons-nous d'ajouter, néanmoins, que, si pour cette raison, il ne nous a pas été donné de lire ces mémoires in extenso, nous avons pu, grâce à l'analyse qu'en a faite M. Kelsch, nous rendre suffisamment compte des faits saillants qui y sont exposés, et que, de plus, la même circonstance nous a procuré la bonne fortune de connaître, par les critiques qui suivent cette analyse, l'opinion du rapporteur lui-même dont personne ne niera ici la haute compétence (2).

Le premier de ces auteurs anonymes s'appuie sur l'étude comparative des circonstances météorologiques et des éléments démographiques, tels qu'ils sont fournis par le Bulletin hebdomadaire de statistique municipale de la ville de Paris. Ses recherches portent sur les six périodes suivantes : juillet 1884 à juillet 1885, juillet 1886 à juillet 1887, juillet 1889 à juillet 1890, juillet 1890 à juillet 1891, juillet 1892 à juillet 1893, et toutes s'accompagnent de tableaux et de courbes dressés d'après les documents recueillis. Or, d'après lui, une seule circonstance météorologique, à laquelle d'ailleurs toutes les autres seraient subordonnées dans leur action est capable de favoriser le développement de la grippe : cette circonstance, c'est l'abaissement de la tension de la vapeur d'eau dans l'atmosphère qui nous enveloppe, pendant plus de vingt-quatre à trente-six heures, au-dessous de 4 millimètres. Encore faut-il observer, d'après le même auteur, qu'il ne s'agit là

(1) Mougeot. — *Recherches sur l'influence des courbes météorologiques sur les épidémies de choléra en Cochinchine et leur gravité.* (Académie de médecine : séance du 26 décembre 1894.)

(2) Voir Bulletin de l'Académie de médecine, n° 48, séance du 27 novembre 1894. — *Rapport sur le concours pour le prix de l'Académie en 1894, par M. Kelsch, rapporteur.* (Pages 479 et suivantes.)

que de la grippe non épidémique, affection purement phlegmasique et catarrhale, et bien différente, selon lui, de la grippe épidémique ou influenza, dont l'étiologie reste inconnue, mais à laquelle pourtant peut s'associer la première, aussitôt que l'abaissement de la tension de la vapeur d'eau au-dessous de 5 et surtout de 4 millimètres persiste pendant huit à quinze jours.

Le deuxième auteur anonyme, dont le mémoire se trouve également analysé dans le rapport de M. Kelsch, invoque, lui aussi, comme cause de l'exaltation momentanée de la virulence des germes et de la puissance expansive de la grippe certaines modifications dans les conditions météorologiques. Et, de toutes ces conditions « il lui semble, d'après inventaire sérieux de tous les faits, que c'est le froid humide qui exerce l'influence la plus décisive sur le développement des épidémies ».

On voit, par le rapide aperçu qui précède, combien les opinions diffèrent avec leurs auteurs. On peut aussi s'apercevoir que de toutes les conclusions que nous venons de passer en revue, il n'y en a guère qui s'accorde avec celles que nous avons personnellement établies jusqu'à ce jour.

Pourtant, le mémoire de M. Mougeot contient quelques assertions qui paraissent confirmer certains points que nous avons avancés. C'est ainsi qu'il accorde une influence réelle à certaines anomalies de température et à l'élévation de la pression barométrique. Or, on se rappelle que nous indiquions au nombre des circonstances pouvant favoriser le développement du choléra les écarts de température observés, soit en plus soit en moins, sur la température moyenne normale de l'époque correspondante, et surtout l'augmentation de pression barométrique. Il est vrai que le même auteur attribue un rôle important à un élément que nous avions laissé de côté : l'état hygrométrique. Selon lui, l'irrégularité des hauteurs hygrométriques aurait une influence incontestable.

Jusqu'à présent nous nous étions abstenu d'étudier les courbes de l'humidité relative, ainsi d'ailleurs que les courbes de la tension de la vapeur d'eau. Nous nous étions, en effet, imaginé, à tort peut-être, que les variations de ces éléments météorologiques devaient être plus ou moins liées aux variations des hauteurs des tranches pluviales. Or, comme nos recherches nous avaient suffisamment démontré le défaut complet de relations entre ces variations et la marche des épidémies, nous n'avions pas cru devoir nous arrêter à l'étude des courbes hygrométriques, ni à celle des variations de la tension de la vapeur d'eau.

La lecture du travail de M. Mougeot et l'analyse des travaux soumis à l'appréciation de l'Académie de médecine nous ont fait revenir sur cette manière de voir, et nous nous sommes cru désormais obligé, non seulement de tenir compte, dans nos recherches ultérieures, de ces éléments météorologiques, mais encore d'en faire l'étude, à notre tour, à l'occasion de quelques-unes des épidémies antérieures, ne fût-ce que pour vérifier les assertions formulées par les autres auteurs.

Nous avons donc dressé des tableaux et des graphiques contenant, d'une part, les courbes des variations hygrométriques et des variations de la tension de la vapeur d'eau, d'autre part, les courbes de mortalité occasionnée par le choléra ou par la grippe, d'après les données fournies par le Bulletin de statistique municipale de Paris. On nous permettra, avant que de nous occuper de l'épidémie de grippe actuelle, d'exposer aussi brièvement que possible les faits qui découlent de ces recherches.

*
* *

Tableau I

Années.	Semaines.	Hygrométrie Écarts sur la normale.	Tension de la vapeur d'eau Écarts sur la norm.	Mortalité par la grippe.	Mortalité par le choléra.	Année.	Semaine.	Hygrométrie Écarts sur la normale.	Tension de la vapeur d'eau Écarts sur la norm.	Mortalité par la grippe.	Mortalité par le choléra.
1891	42e	— 0.2	1.3			1892	22e	— 10.4	0.4		9
	43	— 11.7	—0·6				23	— 8.5	0.1		8
	44	— 12.8	—2.3				24	— 4.9	—2.7		11
	45	— 2.1	—0.3				25	3.5	—0.4		13
	46	3.3	2.0				26	— 6.6	—0.2		8
	47	— 1.9	—1.1	5			27	— 9.2	—1.1		32
	48						28	5.5	—1.1		44
	49	— 5.8	1.3	5			29	8.4	—2.3		29
	50	— 14.5	0.1	4			30	— 6.0	—1.1		32
	51	— 14.7	—1.8	5			31	9.4	—1.2		24
	52	— 5.2	1.6	5			32	6.2	—1.8		14
1892	1re	— 12.3	—0.9	34			33	— 5.8	0.8		24
	2	— 12.2	—1·7	60			34	2.9	0.6		119
	3	— 9.6	—0.3	51			35	— 2.6	—0.2		203
	4	— 1.1	1.5	67			36	1.3	—2.7		201
	5	— 7.4	0.4	58			37	0.1	0.9		88
	6	— 4.3	0.4	26			38	— 4.2	1.3		78
	7	— 5.6	—1.5	15			39	1.0	0.7		79
	8	0.1	0.8	8			40	12.1	—0.3		45
	9	— 5.5	—2.1	2			41	8.1	—0.6		24
	10	— 11.4	—2.4	2			42	— 0.6	—1.6		6
	11	— 7.4	—0.2	2			43	3.1	0.0		4
	12	— 1.1	1.0				44	6.7	2.8		4
	13	— 2.1	—0.6		26 et 27 mars choléra à Nanterre.		45	5.2	1.6		1
	14	— 12.3	2.1				46	4.3	2.2		1
	15	— 10.3	—1.2				47	3.7	0.3		1
	16	7.8	—0.4				48	— 0.9	0.5		6
	17	— 1.0	—0.9				49	2.0	—1.1		6
	18	1.0	—1.5				50	4.8	1.2		4
	19	— 14.3	—0.3		7		51	— 0.9	—1.1		2
	20	— 9.3	—1.1		3		52	— 10.9	—2.6		1
	21	— 17.9	0.9		2						

Graphique 1.

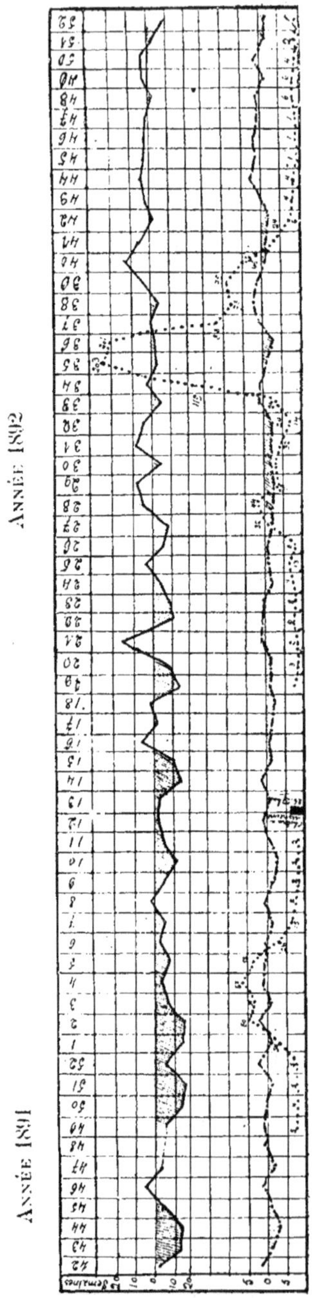

Année 1891

Année 1892

Le tableau et le graphique I se rapportent à l'épidémie de choléra de 1892 et à l'épidémie de grippe qui a précédé.

Dans le tableau on trouve à la 1re colonne les chiffres figurant les variations hygrométriques ; à la 2e colonne ceux qui représentent les modifications subies par la tension de la vapeur d'eau ; enfin, la 3e colonne contient les chiffres des décès causés par l'une ou par l'autre affection. Nous ne donnons que les moyennes hebdomadaires ; et nous ferons remarquer que nous faisons seulement figurer les écarts sur les moyennes normales. A ce sujet, rappelons ici que dans l'étude que nous poursuivons, c'est surtout à la comparaison avec les courbes météorologiques moyennes normales, des courbes réelles observées que nous avons attaché le plus d'importance. Car, nous considérons moins les phénomènes observés que les perturbations météorologiques qui se traduisent par les écarts de la courbe réelle d'avec la courbe idéale, résultant des moyennes normales, et estimons que sans cette condition toute étude des courbes météorologiques faite dans le but que nous nous sommes assigné, ne peut qu'être entachée de grosses erreurs d'interprétation, et par conséquent reste vaine et stérile.

Dans les graphiques, la ligne supérieure représente les variations hygrométriques ; celle qui est dessous, les variations de tension de la vapeur d'eau ; enfin, la dernière figure la courbe des décès.

*
* *

Ces remarques étant faites, étudions le tableau I et le graphique correspondant et voyons quelles relations présente avec la marche du choléra d'abord, et ensuite avec celle de la grippe, *la courbe des variations hygrométriques.*

Le choléra ayant éclaté dans la banlieue Parisienne (Nanterre), les 26 et 27 mars 1892, soit vers les 12e et 13e septénaires, nous constatons que toute la période qui a précédé cette date est caractérisée par un *abaissement anormal de l'état hygrométrique.* Cependant, au moment où le choléra éclate, cet abaissement est peu considérable, car il ne se traduit guère que par un écart de un à deux degrés (— 1,1 à la 12e semaine, et — 2,1 à la 13e).

Mais le choléra s'établit définitivement : dès ce moment, la courbe hygrométrique commence à osciller autour de la normale, à subir des écarts assez brusques soit en plus, soit en moins, et à présenter des irrégularités telles que l'assertion de M. Mougeot semble au premier abord être justifiée : — 10,3 à la 15e semaine ; + 7,8 à la 16e ; — 14,3 et — 9,3 à la 19e et à la 20e semaine ; + 17,9 à la 21e et — 10,4 à la 22e semaine.

Toutefois, il est bon de faire remarquer qu'au moment où ces irrégularités commencent à se manifester, le choléra sévit déjà et occasionne des décès dans des localités encore plus immédiatement limitrophes de la ville de Paris que Nanterre (Saint-Denis, Neuilly, Puteaux), et qu'il s'est même montré dans la capitale, bien que le Bulletin de statistique municipale de la ville de Paris ne mentionne de décès causés par cette affection qu'à partir de la 19e semaine. Au contraire, la courbe hygrométrique, quoiqu'étant inférieure à la normale, présente une régularité relative durant la période qui précède immédiatement la date du 26 mars. D'autre part, il suffit de jeter un simple regard sur le même graphique pour voir qu'on y chercherait vainement, vers la même époque, cette période de sécheresse succédant à une humidité excessive dont parle M. Mougeot. C'est plutôt *l'inverse* qu'on remarque. Ici, en effet, *l'humidité apparait surtout au moment où le choléra tend à disparaître* (39e, 40e, 41e, 43e, 44e, 45e, 46e, 47e semaines).

En ce qui concerne les variations de *tension de la vapeur d'eau* au moment de la même épidémie de choléra (1), voici, d'après les chiffres contenus dans le même tableau et d'après les courbes représentées dans le graphique I, ce qu'on observe : abaissement au-dessous de la normale de la tension durant les 9e, 10e et 11e semaines, soit dans la période qui précède immédiatement les premières manifestations du choléra à Nanterre; puis élévation légère au-dessus de la moyenne normale pour l'époque, à la semaine qui suit (+ 1 à la 12e semaine); très léger abaissement (0,6 seulement) à la 13e semaine; élévation plus appréciable (+ 2,1) à la 14e et enfin abaissement très léger encore, durant les six semaines qui suivent, soit de la 15e à la 20e semaine. De la 21e à la 23e semaine inclusivement cette tension est normale ou à peine supérieure à la normale. Mais à partir de ce moment jusqu'à la 32e semaine elle devient et reste inférieure à ce qu'elle devrait être. A la 33e et à la 34e semaine, elle remonte au-dessus de la normale et à la 35e, elle ne s'en éloigne que fort peu, puisqu'elle est représentée par 0,2 en dessous. En revanche, elle présente un écart en moins beaucoup plus considérable à la semaine suivante : — 2,7. Mais cet écart dure peu, car, de la 37e à la 40e semaine, la même tension dépasse les moyennes normales pour les semaines correspondantes de + 0,9, + 1,3, + 0,7. Enfin, de la 40e semaine à la 43e semaine, nouvel abaissement, mais de courte durée auquel succède une élévation assez rapide et très appréciable qui se maintient pendant les six semaines qui viennent après.

En résumé les variations de tension de la vapeur d'eau (moyennes hebdomadaires) de la 9e semaine à la 49e semaine 1892 se tra-

(1) Bien que M. Mougeot n'ait pas fait figurer dans son mémoire les variations de tension de la vapeur d'eau au nombre des circonstances atmosphériques pouvant exercer une influence quelconque sur les épidémies de choléra, nous nous considérons comme obligé d'étudier ici ces variations, un autre auteur ayant, on le sait, attribué à ce facteur un rôle très important dans l'étiologie de la grippe, et nos études précédentes, dont celle-ci du reste n'est que la suite, ayant visé à la fois et les épidémies de choléra et les épidémies de grippe dans leurs rapports avec les conditions météorologiques concomitantes.

duisent par un certain nombre d'écarts soit en plus, en moins, les écarts en moins s'observant : un premier de la 9e à la 11e semaine; un autre de la 15e à la 20e semaine ; un autre encore, de la 24e à la 32e semaine ; un autre, à la 36e semaine ; enfin, un dernier, de la 40e à la 43e semaine.

Or, que ressort-il de la comparaison avec la courbe de ces variations de la courbe des décès causés par le choléra ? Peu de chose, ainsi qu'on le reconnaîtra bien vite. Si on voit, en effet, que l'apparition du choléra à Nanterre (à la fin de la 13e semaine) a été précédée d'un abaissement de la tension de la vapeur d'eau pendant trois semaines (9e, 10e et 11e) ; si on voit encore que la période durant laquelle l'épidémie s'établit à Paris succède elle-même à une période caractérisée par un abaissement analogue, on peut voir aussi que, dans l'intervalle de temps qui sépare la 29e et la 32e semaine, et pendant lequel la tension de la vapeur d'eau baisse très sensiblement (— 2,3 à la 29e semaine ; — 1,1 à la 30e ; — 1,2 à la 31e ; — 1,8 à la 32e), la mortalité par le choléra décroît cependant d'une façon très notable, puisque le chiffre des décès hebdomadaires tombe de 44 à 14.

Il est vrai qu'à la semaine suivante cette mortalité remonte à 24 décès, qu'elle arrive à 119 à la 34e semaine, qu'elle atteint 203 à la 35e semaine, 201 à la 36e, et que cette augmentation, bien que correspondant à une élévation concomitante de la tension de la vapeur d'eau succède précisément à l'abaissement de cette même tension que nous venons de signaler. Mais il est bon de remarquer aussi qu'à la 37e semaine, la mortalité diminue brusquement bien que, pourtant, la tension de la vapeur d'eau ait subi dans les deux semaines précédentes une diminution appréciable.

Mêmes remarques à faire, du reste, en ce qui concerne les relations des deux courbes de la 21e à la 23e semaine, et de la 40e à la 48e semaine.

En somme, si l'apparition du choléra semble avoir été précédée d'un abaissement de la tension de la vapeur d'eau ; si, plus tard, le nombre des décès dus à cette maladie semble augmenter après un nouvel abaissement de cette même tension, on voit aussi, dans l'épidémie que nous étudions, l'inverse se produire.

Nous nous abstiendrons donc, pour le moment du moins, de conclure, nous bornant à enregistrer ces faits. Toutefois, nous ferons remarquer que jamais, ni avant ni pendant l'épidémie, la tension de la vapeur d'eau n'est tombée au delà de — 2,7 en dessous de la normale.

***

Passons maintenant à l'étude des mêmes variations météorologiques, variations hygrométriques et variations de la tension de la vapeur d'eau avant et pendant les épidémies de grippe les plus récentes, c'est-à-dire les épidémies de 1889-90, de 1891 et de 1893.

Le tableau et le graphique I contenant les chiffres et les courbes relatives à l'épidémie de grippe de 1891, nous commencerons par celle-ci.

D'ailleurs, l'analyse que nous aurons à faire sera rapidement terminée.

Il suffit, en effet, de jeter un simple coup d'œil sur les chiffres et sur les courbes qui sur le tableau et le graphique en question représentent les variations de l'humidité relative et de la tension de la vapeur d'eau, depuis la 42e semaine 1891 jusqu'à la fin de l'épidémie de grippe, soit à la 11e semaine 1892, pour constater :

1° Que *l'humidité relative*, loin d'être plus considérable qu'elle n'aurait dû être normalement, est au contraire très notablement inférieure à la normale, aussi bien avant que pendant l'épidémie ;

2° Que la *tension de la vapeur d'eau* présente durant la même période, des oscillations assez régulières autour de la normale, sans que cependant ces oscillations se traduisent par des écarts considérables ni en plus ni en moins.

*
* *

Tableau II

Année.	Semaines.	**Hygrométrie** Écarts sur la normale.	**Tension de la vapeur d'eau** Écarts sur la norm.	Mortalité par la grippe.	Année.	Semaines.	**Hygrométrie** Écarts sur la normale.	**Tension de la vapeur d'eau** Écarts sur la norm.	Mortalité par la grippe.
1889	35e	— 4.2	—1.1		1890	1re	— 3.3	1.0	89
	36	— 0.8	0.9			2e	— 3.8	1.6	66
	37	— 9.5	0.3			3	0.4	1.5	38
	38	— 11.6	—3.3			4	— 13.5	1.5	
	39	— 8.8	—2.3			5	— 10.8	0.6	
	40	0.3	—1.9			6	— 9.9	—1.5	
	41	— 1.9	—0.9			7	— 12.2	—1.2	16 décès
	42	— 4.7	—0.2			8	— 7.5	—0.3	en février
	43	0.8	—0.5			9	— 11.9	—2.1	
	44	— 8.0	0.2			10	— 2.5	—1.2	
	45	— 3.2	0.4			11	— 8.3	0.2	13 décès
	46	— 5.4	0.3			12	2.4	0.3	en mars
	47	— 2.2	—0.7			13	7.1	1.9	
	48	— 10.9	—0.3	26 nov.		14	— 11.6	—0.7	
	49	— 11.7	—2.4	grippe		15	2.1	—0.8	2 décès
	50	— 2.6	—1.2	à Paris.		16	7.7	0.8	en avril
	51	— 0.3	—1.1	1		17	16.6	0.8	
	52	— 5.7	0.5	22		18	— 3.4	0.0	
						19	14.5	1.8	5 décès
						20	11.0	1.5	en mai

Graphique 2.

Année 1889 Année 1890

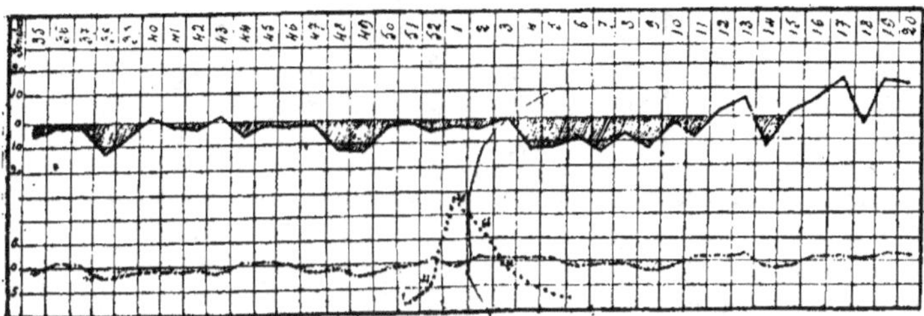

Le tableau et le graphique II se rapportent à l'épidémie de grippe de 1889-90. Celle-ci a débuté à Paris, on le sait, pendant la 48e semaine de 1889.

Or, on peut voir, en ce qui concerne *l'humidité relative*, que le degré de celle-ci a été, avant et pendant toute la durée de l'épidémie, inférieur à la moyenne normale.

Quant aux variations de *tension de la vapeur d'eau* on remarquera qu'elles ont été relativement très faibles ; que si, à la 48e semaine, c'est-à-dire au moment où la grippe fait son apparition, cette tension est tant soit peu inférieure à la normale (— 0,3 seulement) ; si même cet écart est un peu plus appréciable (— 0,7) à la 46e semaine, en revanche le degré moyen de tension observé pendant les trois semaines qui précèdent, soit pendant les 44e, 45e et 46e semaines, est égal à la normale, voire même un peu supérieur à elle (+ 0,2, + 0,4, + 0,3). — On remarquera encore que pendant toute la durée de l'épidémie, l'écart le plus grand en dessous de la normale qu'ait présenté la tension de la vapeur d'eau a été de +2,4 (à la 49e semaine de l'année 1889). D'autre part nous ferons observer que c'est à la 1re semaine de l'année 1890, que la mortalité par la grippe a atteint le chiffre le plus élevé (89 décès). Or, depuis la 49e semaine, la tension de la vapeur d'eau se relevait progressivement ; elle avait même dépassé la normale (+ 0,5) à la 52e semaine de 1889.

***

Sur le tableau et sur le graphique III se trouvent indiquées les variations hygrométriques et les variations de la tension de la vapeur d'eau observées au moment de l'épidémie de grippe de 1893.

Les premiers décès attribués à celle-ci figurent à la 13e semaine, ce qui laisse à penser que la maladie existait déjà au moins depuis un ou deux septénaires.

**

Tableau III

Année.	Semaines.	**Hygrométrie** Écarts sur la normale.	**Tension de la vapeur d'eau** Écarts sur la norm.	Mortalité par la grippe.	Année.	Semaines.	**Hygrométrie** Écarts sur la normale.	**Tension de la vapeur d'eau** Écarts sur la norm.	Mortalité par la grippe.
1893	1re	— 9.4	—2.8		1893	11e	— 10.1	0.7	
	2	— 9.1	—1.3			12	— 18.1	—0.4	
	3	— 8.9	—2.1			13	— 24.6	—0.9	8
	4	4.0	0.8			14	— 24.6	—0.3	20
	5	— 2.3	1.0			15	— 16.2	—1.1	56
	6	— 6.5	—0.1			16	— 16.5	0.8	97
	7	— 7.9	0.5			17	— 13.8	0.9	52
	8	0.5	0.5			18	— 10.0	—0.4	52
	9	— 2.3	0.8			19	— 5.3	—0.4	20
	10	— 4.9	0.7			20	7.4	2.8	18

Graphique 3.

ANNÉE 1893

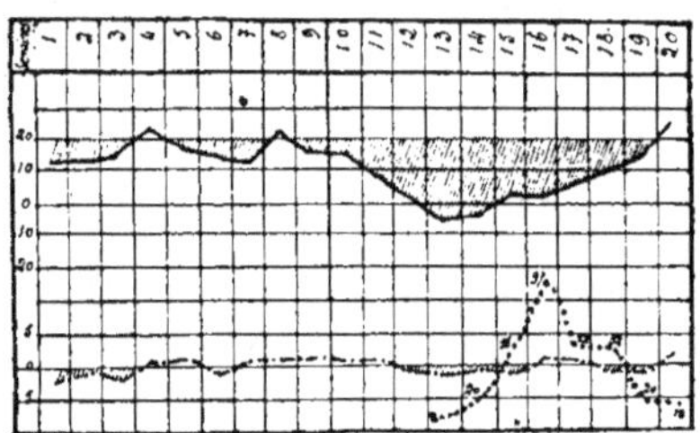

Or, il est à remarquer que depuis la 1re semaine de l'année jusqu'à celle-ci, *l'état hygrométrique a été toujours inférieur* à la normale, sauf pourtant à la 4e et à la 8e semaine où nous constatons un écart en dessus représenté par + 4,0 à la 4e semaine, et par 0,5 seulement, à la 8e semaine.

Quant à la *tension de la vapeur d'eau*, on constate qu'elle a été supérieure à la normale à partir de la 6e semaine jusqu'à la 12e où elle ne présente d'ailleurs qu'un écart de — 0,4. De plus, on peut voir que c'est à la 16e semaine que le nombre des décès causés par la grippe a été le plus fort (97 décès). Or, à ce moment, la tension de la vapeur d'eau dépasse de 0,8 la tension moyenne normale. Il est vrai qu'à la 15e semaine elle lui avait été inférieure de — 1,1. Mais on voit aussi qu'à cette même semaine, le chiffre des décès s'était subitement élevé (56 décès au lieu de 20 constatés à la semaine précédente), bien que pourtant le degré de tension de la vapeur d'eau n'ait été que de 0,3 inférieur à la normale dans le cours du septénaire précédent, soit pendant la 14e.

En résumé, il ressort de l'analyse ci-dessus, qu'il nous paraît difficile d'invoquer, au nombre des circonstances météorologiques capables de favoriser le développement de la grippe, soit un état d'humidité excessif, soit un abaissement anormal de la tension de la vapeur d'eau. En effet, *dans les trois épidémies* que nous venons d'étudier, c'est *plutôt une diminution de l'humidité relative* que nous avons observée pendant toute la période qui précède immédiatement les premières manifestations épidémiques. Quant à la *tension de la vapeur d'eau*, si nous l'avons vue *diminuer* dans les jours qui ont précédé l'épidémie de 1889, si même nous l'avons vu subir quelques *oscillations anormales* au moment de l'épidémie de 1891, nous avons constaté, en revanche, que cette même tension *présentait un degré supérieur à la moyenne normale* durant les nombreuses semaines qui ont précédé l'épidémie de 1893. Aussi ne pouvons-nous, pour le moment du moins, admettre la moindre relation entre ces variations si diverses et la marche des épidémies.

Du reste, ces conclusions se trouvent justifiées une fois de plus par l'étude de l'épidémie de grippe à laquelle nous assistons encore à l'heure actuelle.

* * *

Epidémie de grippe de 1894-95.

Dans la séance du 7 mars dernier de la Société de médecine et de chirurgie pratiques, nous annoncions, à la suite d'une communication fort intéressante de notre collègue le docteur Jasiewicz, sur l'épidémie actuelle de grippe, que les faits que nous observions attentivement depuis le commencement de cette épidémie confirmaient d'une façon éclatante la thèse que nous avions soutenue jusqu'à ce jour. Et, tout en nous réservant de revenir, ainsi que nous le faisons maintenant, sur ce sujet, nous citions déjà quelques exemples concernant les variations de la pression barométrique et les variations de l'état électrique.

L'examen du tableau suivant et du graphique qui lui est annexé (tableau et graphique IV) va fournir la preuve de cette assertion, en même temps qu'il nous renseignera sur les variations des divers éléments météorologiques, y compris celles de l'état hygrométrique et de la tension de la vapeur d'eau.

Tableau IV

ANNÉES	SEMAINE.	PRESSION barométrique. Ecarts sur la normale.	TEMPÉRATURE. Température observée.	TEMPÉRATURE. Ecarts sur la normale.	DEGRÉ actinométrique. Degré observé.	DEGRÉ actinométrique. Ecarts sur la normale.	Influence électrique.	HYGROMÉTRIE. Ecarts sur la normale.	Tension de la vapeur d'eau. Ecarts sur la normale.	Quantité de pluie tombée.	DIRECTION dominante des vents.	MORTALITÉ par la grippe.
1894	1re	+ 1.6	— 4.7	— 7.7	19.9	3.9	0.9	— 18.5	— 3.0	1.7	V. polaires	
	2e	+ 1.3	2.4	0.2	25.8	11.8	0.5	— 7.1	— 0.2	3.5	V. équatoriaux	
	3	— 1.2	6.8	4.5	9.5	— 7.5	0.6	1.7	1.8	28.3	V. équatoriaux	
	4	+ 0.9	3.9	2.1	21.4	1.6	0.8	7.1	0.3	8.6	V. équatoriaux	
	5	+ 0.2	6.1	2.7	22.0	3.5	T. V.	— 5.4	0.8	11.0	V. équatoriaux	
	6	+ 8.8	8.2	4.0	16.1	— 4.4	0.8	— 1.1	1.6	2.0	V. équatoriaux	
	7	+ 2.1	5.4	0.7	31.5	9.5	1.0	— 15.2	— 0.8	5.5	V. indécis	
	8	+ 5.0	0.6	— 4.2	47.8	23.8	0.8	— 16.0	— 2.0	8.5	V. polaires	6
	9	+ 2.9	7.8	2.1	24.8	— 2.9	0.6	— 0.2	0.9	3.8	V. équatoriaux	7
	10	— 0.1	8.2	1.6	31.4	— 6.1	0.5	— 2.3	0.3	5.6	V. équatoriaux	9
	11	— 6.1	7.3	1.1	31.1	— 3.5	0.5	— 0.7	0.4	16.1	V. équatoriaux	6
	12	+ 5.2	7.0	0.7	49.9	16.6	1.0	— 9.5	— 0.3	0.0	V. polaires	6
	13	+ 0.7	11.9	3.8	62.9	28.3	1.5	— 22.9	— 0.4	0.0	V. polaires	11
	14	— 1.4	14.7	5.5	59.4	22.8	1.2	— 22.5	0.0	0.9	V. polaires	8
	15	— 2.1	14.5	5.0	40.0	— 1.4	1.0	— 5.8	1.5	1.7	V. équatoriaux	7
	16	— 4.6	11.3	0.4	35.1	— 8.2	T. V.	12.0	1.0	20.5	V. équatoriaux	5
	17	— 4.7	12.0	0.8	46.0	1.5	T. V.	— 0.5	0.3	15.5	V. équatoriaux	3
	18	+ 1.0	10.1	— 1.1	39.1	— 9.9	0.7	— 0.3	— 1.0	1.3	V. polaires	3
	19	— 0.7	12.6	0.6	46.1	— 2.0	0.7	— 1.9	0.0	12.5	V. équatoriaux	4
	20	— 1.1	16.4	3.0	51.2	0.0	0.8	— 5.8	1.2	0.1	V. polaires	2
	21	— 3.5	11.2	— 3.4	29.2	— 20.3	1.3	— 7.8	— 1.0	7.6	V. polaires	1
	22	— 4.8	11.9	— 3.2	40.2	— 8.8	0.6	0.1	— 1.4	10.0	V. équatoriaux	3
	23	— 2.6	16.4	0.1	24.2	— 22.3	V.	11.6	0.9	6.2	V. équatoriaux	3
	24	+ 0.6	14.7	— 1.7	39.4	— 8.5	1.1	— 3.0	— 1.5	6.1	V. équatoriaux	
	25	+ 2.5	17.8	0.9	37.4	— 7.7	0.9	1.7	0.5	13.6	V. équatoriaux	
	26	+ 4.5	19.6	1.8	45.1	— 4.2	0.8	— 14.5	— 1.5	0.0	V. polaires	

	27	+ 3.7	21.2	2.4	45.0	— 4.0	0.6	— 8.3	0.4	0.0	V. équatoriaux	
	28	— 5.0	17.5	— 1.5	42.1	— 5.6	T. V.	0.3	— 1.1	2.7	V. équatoriaux	
	29	— 1.0	17.0	— 2.5	43.5	— 4.2	0.6	0.4	— 1.5	6.7	V. équatoriaux	
	30	— 1.0	20.4	1.1	40.2	— 7.1	T. V.	0.7	0.5	3.7	V. équ. et pol.	
	31	— 1.8	17.7	— 1.0	34.1	— 13.6	0.8	11.5	— 0.1	18.9	V. équatoriaux	
	32	— 0.3	18.0	— 1.0	28.7	— 16.9	T. V.	10.0	— 0.1	33.3	V. équatoriaux	
	33	+ 0.9	16.1	— 2.7	35.3	— 6.2	1.0	8.3	— 1.2	8.6	V. équatoriaux	
	34	— 0.6	17.9	— 0.5	33.8	— 7.2	1.1	7.0	0.6	7.0	V. équatoriaux	
	35	+ 2.9	20.1	2.2	44.3	5.3	1.0	— 5.8	0.2	5.5	V. polaires	
	36	+ 0.2	14.5	— 2.5	28.2	— 8.0	0.5	— 3.3	— 2.4	11.2	V. équ. et pol.	
	37	+ 6.0	12.8	— 3.3	43.9	2.3	0.6	— 12.3	— 3.6	3.9	V. polaires	
	38	+ 1.7	15.6	0.3	36.2	— 0.5	0.6	— 2.5	— 0.4	20.9	V. équ. et pol.	
	39	— 0.9	14.8	0.6	28.4	— 3.2	V. (—)	0.2	0.2	53.2	V. équatoriaux	
	40	+ 2.9	10.4	— 2.4	24.1	— 7.4	0.7	— 2.1	— 1.9	2.2	V. polaires	
	41	+ 4.2	12.5	1.0	26.2	7.4	0.7	— 0.6	0.5	0.8	V. polaires	
	42	— 4.1	7.0	— 3.2	20.3	— 3.9	1.0	— 3.0	— 1.8	15.7	V. polaires	
	43	— 7.4	12.4	3.3	21.3	— 2.0	T. V. (—)	— 2.9	1.0	13.6	V. équatoriaux	
	44	+ 0.2	12.6	4.8	24.8	4.3	0.4	— 11.0	1.2	2.4	V. équatoriaux	
	45	— 0.6	11.2	3.4	27.8	10.6	0.3	— 4.3	1.2	6.6	V. équatoriaux	
	46	— 5.9	8.2	1.8	23.0	6.7	0.6	— 14.3	— 0.3	15.8	V. équatoriaux	
	47	+ 2.3	6.5	0.6	11.4	— 1.8	0.7	— 0.8	0.5	0.8	V. polaires	
	48	+ 7.4	1.4	— 4.0	13.2	0.7	1.0	— 11.9	— 2.1	0.0	V. polaires	
	49	— 0.6	3.6	0.2	20.6	8.8	0.7	— 12.9	— 0.8	5.5	V. équatoriaux	
	50	+ 6.2	3.3	0.3	18.5	7.8	0.6	— 1.9	— 0.4	0.5	V. équatoriaux	3
	51	— 0.8	6.1	2.7	11.7	1.2	T. V. faible	— 10.3	0.1	15.2	V. équatoriaux	3
	52	+ 8.5	5.0	2.7	15.5	5.0	0.4	— 8.5	0.2	10.8	V. équatoriaux	4
1895	1re	— 8.8	1.1	— 2.1	8.4	— 5.6	T. V. (—)	— 9.2	— 1.6	12.3	V. polaires	7
	2	— 6.0	— 3.5	— 6.0	15.4	2.4	1.2	— 4.0	— 1.9	0.7	V. polaires	6
	3	— 4.2	3.6	1.3	20.2	4.7	0.5	— 2.8	0.3	14.9	V. équatoriaux	9
	4	— 8.8	3.8	2.2	13.8	— 3.5	0.6	— 4.8	0.4	13.9	V. équatoriaux	27
	5	+ 0.4	— 5.6	— 8.8	28.1	9.2	0.7	— 8.2	— 2.6	3.5	V. polaires	45
	6	— 2.7	— 6.9	— 11.2	45.0	25.5	0.6	— 17.8	— 3.5	0.8	V. polaires	40
	7	— 1.3	— 5.3	— 9.8	45.2	24.2	0.5	— 13.9	— 3.2	2.0	V. polaires	44
	8	+ 6.7	— 1.0	— 5.8	27.2	5.2	0.6	— 8.2	— 2.0	0.1	V. polaires	47
	9	— 3.8	1.9	— 3.7	32.7	7.2	0.8	— 10.6	— 1.9	0.0	V. pol. et équ.	32
	10	— 5.5	0.5	— 6.1	39.5	8.5	0.9	— 4.2	— 2.0	9.1	V. équatoriaux	29
	11	— 0.8	5.3	— 0.8	28.5	— 6.1	0.9	— 1.4	— 0.4	0.0	V. polaires	34
	12	+ 2.0	8.4	2.1	29.7	— 3.6	0.4	6.8	1.3	5.3	V. équatoriaux	22
	13	— 14.0	9.1	1.3	35.0	0.4	T. V. (+)	5.2	1.0	17.2	V. équatoriaux	13

Année 1894 **Graphique 4.** Année 1895

Sur ce graphique, la courbe supérieure (A) représente les variations (écarts autour de la normale) de la pression barométrique. Immédiatement au-dessous, on trouve la courbe des températures (B) ; cette courbe est double : l'une, en effet (ligne pointillée) représente les températures moyennes hebdomadaires réellement observées, l'autre (formée de traits allongés) représente la courbe idéale des températures, telle qu'elle devrait être pour chaque période, et tracée d'après les moyennes recueillies depuis de nombreuses années à l'Observatoire de Montsouris. Plus bas (C), deux autres courbes : une pleine, indiquant les degrés moyens d'éclairement du ciel (degrés actinométriques) observés pour chaque semaine ; l'autre, pointillée, indiquant la courbe normale de cet éclairement, établie d'après les moyennes analogues. Au-dessous, on trouve la ligne des variations de l'état électrique général (D), variations représentées par le rapport entre la charge normale (moyenne des années antérieures) et la charge observée, l'excès donnant plus que l'unité. Immédiatement après elle, on voit la courbe des variations hygrométriques (E), puis celle des variations de tension de la vapeur d'eau (F), l'une et l'autre indiquant les écarts observés sur la normale. Plus au-dessous encore, se trouve la courbe des variations de hauteur des tranches pluviales (hauteurs réelles et non plus écarts sur les normales) (G). Enfin, la ligne H représente la mortalité causée par la grippe.

A. Variations de la pression barométrique.

Depuis le commencement de l'année 1894 jusqu'à l'époque actuelle, la grippe s'est manifestée à Paris à deux reprises différentes. Une première fois, à partir de la seconde quinzaine du mois de février jusqu'au mois de juin ; une seconde fois à partir de la seconde quinzaine de novembre.

Or, si on examine la courbe de la pression barométrique (courbe A du graphique IV), et si on étudie les chiffres contenus dans la 3e colonne du tableau IV, on voit que, d'une façon générale, la pression barométrique s'est maintenue assez élevée pendant toute l'année et que si elle a présenté quelques écarts en dessous de la normale, ces écarts n'ont pas été très considérables et ne se sont pas soutenus bien longtemps. « Sur 52 semaines, disions-nous dans notre communication du 7 mars dernier, la pression barométrique a été supérieure à la normale pendant 27 semaines. Quant à l'écart en dessous, le plus fort qu'elle ait présenté a été de — 6,1 (11e semaine). Au contraire, la surpression a atteint jusqu'à + 8,8. » Et le fait est que dans toute la période qui a précédé les manifestations grippales constatées à Paris, de février à juin 1895, la pression barométrique a été constamment (exception faite pour la 3e semaine de l'année où la même pression est tombée à — 1,2) supérieure à la normale (+ 1,6, à la 1re semaine ; + 1,2, à la 2e ; + 0,9, à la 4e ; + 0,2, à la 5e ; + 8,8, à la 6e ; + 2,1, à la 7e ; + 5,0, à la 8e ; + 2,9, à la 9e).

D'autre part nous faisions observer, dans la même communication, que, de la 35e semaine jusqu'à la fin de l'année, soit sur un total de 18 semaines, la pression barométrique moyenne avait constamment dépassé la normale. Il s'agissait là précisément de la période qui a précédé et accompagné le début de l'épidémie actuelle. Bien que le Bulletin de statistique municipale de la ville de Paris ne mentionne de décès occasionnés par cette épidémie qu'à partir de la 50e semaine, soit du 9 au 15 décembre, nous savons pertinemment (et, entre autres témoignages nous invoquons celui du docteur Jasiewicz (1) que l'épidémie avait débuté depuis plusieurs semaines déjà. Nous n'exagérerons donc nullement en assignant à ce début la 45e semaine. Or, dans l'intervalle qui sépare cette semaine de la 38e, nous voyons 4 fois seulement la pression barométrique être inférieure à la normale. Et encore faut-il remarquer que la diminution de pression n'a été vraiment très sensible que 2 fois (à la 42e et à la 43e semaine), puisqu'à la 39e et à la 45e semaine, elle ne s'est traduite que par — 0,9 et — 0,6.

On pourra, il est vrai, nous objecter que cette diminution s'est précisément produite dans les deux semaines les plus rapprochées du moment où la grippe semble avoir débuté. Nous ne nierons pas le fait. Seulement, nous ferons observer, à notre tour, que cette dépression barométrique n'a été que momentanée, qu'elle n'a été qu'un phénomène avant-coureur d'oscillations brusques observées de la 45e semaine à la 52e, mais ayant succédé, en tous cas, à une longue période pendant laquelle la pression dépassait la normale ; qu'enfin, si on établit la moyenne générale des différentes pressions observées, dans cette dernière période de l'année (de la 42e à la 45e semaine), on trouve, en définitive, que la résultante de ces oscillations se traduit par + 6,9 soit, par de la *surpression*.

B. Variations de température.

Il suffit d'examiner les deux courbes (B) de la température observée et de la température moyenne normale qui se trouvent sur le graphique IV, ou encore de lire les chiffres contenus dans la 4e et 5e colonne du tableau correspondant pour voir que l'année 1894 et le commencement de l'année 1895 ont été caractérisés par des *variations absolument anormales de la température*, et cela plus

(1) « L'influenza, dit-il, a commencé à se manifester dès les premières semaines de novembre. » (Soc. de méd. et de chir., prat., *loc. cit.*, séance du 7 mars 1895.)

particulièrement dans les semaines qui ont précédé et accompagné les deux apparitions de la grippe.

Aussi, de la 2e semaine à la 7e, de la 9e à la 17e, la température moyenne est-elle très sensiblement supérieure à ce qu'elle devrait-être normalement à la même époque. Ainsi observe-t-on une élévation analogue de la 43e à la 47e semaine. En revanche, la température est plus faible qu'elle ne devrait l'être aux 42e, 40e, 37e, 36e, 34e, 33e, 32e et 31e semaines de l'année 1894, et elle l'est encore davantage aux 5e, 6e, 7e, 8e semaines de l'année 1895.

C. Variations du degré actinométrique moyen.

Nous avons avancé autrefois, avec quelques réserves motivées, on le sait, par l'insuffisance de nos observations, que l'intensité de la lumière paraissait diminuer assez sensiblement dans la période qui précède l'apparition de la grippe.

L'examen des chiffres contenus dans les colonnes 6 et 7 du tableau IV et des courbes C du graphique peut-il confirmer cette manière de voir ? Nous n'oserions répondre affirmativement.

En tout cas, on remarquera que, d'une façon générale, le degré d'éclairement du ciel a été dans l'année 1894 très notablement inférieur à ce qu'il aurait dû être. Ce fait s'observe, d'une part, pour les 3e, 6e, 9e, 10e et 11e semaines, pour tout l'intervalle de temps qui sépare la 13e semaine de la 35e, et enfin, pour les 36e, 39e, 40e, 42e et 47e semaines.

D. Influence électrique.

On se rappelle sans doute que de toutes les conditions météorologiques paraissant exercer une influence quelconque sur le développement et la marche des épidémies de grippe et de choléra il en est deux qui, dans nos précédentes recherches, nous ont particulièrement frappé, par suite de leur coïncidence à peu près constante : nous voulons parler de l'élévation anormale de la pression barométrique et de l'abaissement de l'influence électrique. Cette dernière circonstance surtout s'est constamment retrouvée dans nos observations, et jamais nous n'avons eu à noter la moindre exception.

Ici encore, cette même particularité s'affirme d'une façon éclatante (Voir graphique et tableau IV, ligne D du graphique, et 7e colonne du tableau).

Sur un total de 63 semaines, en effet, soit de la 1re semaine de l'année 1894 jusqu'à la 13e semaine de l'année 1895, l'influence électrique n'a été supérieure à la normale ou seulement même normale que 12 fois, pour l'année 1894, aux 7e, 12e, 13e, 14e, 15e, 21e, 24e, 33e, 34e, 35e, 42e, 48e semaines ; pour l'année 1895, à la 2e semaine.

Durant les 51 autres semaines, l'état électrique a été, ou bien très nettement inférieur à la normale, ou bien trop variable pour pouvoir être mesuré. Mais, dans le dernier cas néanmoins, c'est encore de la dépression qui s'observait (1).

Faisons remarquer d'ailleurs que le défaut de tension électrique existait déjà dès les dernières semaines de l'année 1893 (2).

E. État hygrométrique.

(*Voir le tableau IV (colonne 9) et le graphique IV (courbe E)*).

Sur les 7 premières semaines de l'année 1894, soit dans les semaines qui précèdent immédiatement les premiers cas de grippe, observés cette année-là, il en est 5 durant lesquelles le degré d'humidité relative est au-dessous du degré normal (1re, 2e, 5e, 6e et 7e semaines). De la 8e semaine à la 22e, nous constatons la même particularité, sauf cependant pour la 16e semaine où le degré hygrométrique dépasse de 12,0 la normale.

De plus, dans l'intervalle de temps qui s'écoule entre la 35e semaine de l'année 1894 et la 11e semaine de l'année 1895, soit pendant 29 semaines constituant la période qui a précédé et accompagné l'épidémie actuelle, le degré hygrométrique se montre encore inférieur à la moyenne normale, à l'exception toutefois de la 39e semaine où, à vrai dire, il ne dépasse pas cette moyenne de plus de 0,2.

C'est donc vainement que les auteurs qui ont cru pouvoir attribuer un rôle quelconque dans la genèse de la grippe à l'humidité excessive chercheraient ici ce dernier facteur.

F. Tension de la vapeur d'eau.

(*Voir la colonne 10 du tableau IV et la courbe F du graphique correspondant.*)

De la 3e à la 6e semaine de l'année 1894, la tension de la vapeur d'eau est un peu plus élevée que la normale de l'époque correspondante : 1,8 à la 3e semaine ; 0,3 à la 4e ; 0,8 à la 5e ; 1,6 à la 6e.

(1) C'est ce qu'indique le signe — qui dans le tableau et dans le graphique IV, accompagne les lettres V, ou T. V. (*variable* ou *très variable*).

(2) Les différents écarts sur la normale de la tension électrique durant les dernières semaines de l'année 1893 sont représentés par les chiffres suivants : 48e semaine = 0,9 ; 49e semaine = 0,7 ; 50e semaine = 0,7 ; 51e semaine = 0,4 ; 52e semaine = 0,5.

Or, c'est précisément à cette période que la grippe faisait, cette année, sa première apparition, puisque les premiers décès qui lui sont attribués figurent dans le Bulletin de statistique municipale de la Ville de Paris dès la 8e semaine. Néanmoins, à cette semaine-là ainsi qu'à la 7e, la tension de la vapeur d'eau était descendue au-dessous du chiffre normal ; mais ce n'était qu'un abaissement momentané qui dès la 9e semaine devait faire place à une nouvelle élévation plus durable, et du reste, la maladie était déjà établie à Paris.

La même particularité s'observe au moment où, pour la deuxième fois dans la même année, la grippe apparaît (45e semaine). Vers cette époque, en effet, la tension de la vapeur d'eau, loin de subir un abaissement, se trouve au contraire élevée au-dessus de la normale : 1,0 à la 43e semaine : 1,2 à la 44e ; 1,2 à la 45e.

Cette fois, non plus, on ne peut donc attribuer à un abaissement de la tension de la vapeur d'eau, l'apparition de l'épidémie, puisque celle-ci régnait déjà lorsque le premier abaissement s'est produit.

Cependant la tension de la vapeur d'eau diminue notablement à la 48e semaine (— 2,1). A la semaine suivante, elle est encore inférieure à la normale ; puis, après s'être sensiblement élevée durant les 51e et 52e semaines, elle tombe, au commencement de l'année 1895, et se maintient, pendant une assez longue période, à un chiffre bien inférieur au chiffre moyen normal. Or, c'est précisément durant cette période que l'épidémie sévit avec le plus d'intensité.

N'y a-t-il pas entre ces deux faits une relation quelconque, permettant d'admettre que si l'abaissement de la tension de la vapeur d'eau ne peut, comme on l'a prétendu, déterminer la grippe, ce défaut de tension pourrait du moins concourir à l'aggravation de l'épidémie ? Sur ce point nous ne nierons ni n'affirmerons rien. Cependant, si on compare la courbe de la mortalité causée par l'épidémie actuelle avec la courbe des écarts subis par la tension de la vapeur d'eau, on constate que, d'une part, la courbe de la mortalité suit une ligne assez régulièrement ascendante, alors que la courbe des variations de tension de la vapeur d'eau présente seulement quelques oscillations autour de la normale (de la 50e semaine 1894 à la 5e semaine 1895), et que, d'autre part, cette même courbe commence à baisser, bien que l'autre ne se soit pas encore élevée jusqu'au niveau moyen normal (9e, 10e, 11e semaines).

G. Quantité de pluie tombée.

Nous donnons, dans la colonne 11 du tableau IV les chiffres indiquant, pour chaque semaine, la quantité de pluie tombée, et sur le graphique qui complète le tableau, cette quantité se trouve représentée par la courbe G.

Nous croyons avoir suffisamment démontré autrefois que les variations de hauteur des tranches pluviales ne paraissent jouer aucun rôle ni dans la production, ni dans la marche des épidémies du genre de celle dont nous nous occupons. Aussi nous abstiendrons-nous de tout commentaire à ce sujet.

Nous nous bornerons à faire remarquer que si dans la période que nous étudions il y a eu certaines anomalies relatives à la quantité de pluie tombée, ces anomalies se sont produites à des périodes qui ne correspondent nullement avec celles qui nous intéressent.

II. Direction dominante des vents.

(*Voir tableau IV, colonne* 12).

Légère prédominance *anormale* (1) des vents polaires (1re semaine) en janvier ; prédominance un peu plus grande des mêmes vents, en février (7e et 8e semaines), soit dans la période qui précède et accompagne la première invasion de la grippe, voilà ce que nous ferons constater tout d'abord et qui confirme nos assertions antérieures.

Prédominance *anormale* des mêmes vents en octobre (40e et 41e semaines) et en novembre (47e et 48e semaines de l'année 1894), et plus tard encore, (1re, 2e, 5e, 6e, 7e, 8e semaines de l'année 1895), voilà ce qu'on observe également, aussi bien durant la période qui a précédé le début de l'épidémie actuelle que durant cette épidémie.

⁂

Les faits qui précèdent viennent donc pleinement confirmer, il nous semble, tout ce que nous avons avancé jusqu'à ce jour concernant le rôle de certains agents météorologiques dans la production des épidémies de choléra ou de grippe. Il est encore un point cependant qu'il nous reste à expliquer. C'est le défaut de concordance que présentent avec nos propres observations celles des autres auteurs. Eh bien, nous dirons tout de suite qu'il y a deux raisons principales à la chose.

La première raison est que la plupart des auteurs dont nous parlons paraissent s'être trop exclusivement bornés à étudier les variations météorologiques constatées pendant les épidémies sans s'occuper suffisamment des variations observées durant les jours qui précédaient celles-ci. C'est ainsi d'ailleurs que nous avons

(1) Voir dans notre mémoire paru en 1893 le tableau donnant les moyennes normales de la direction des vents d'après les observations recueillies à l'Observatoire de Montsouris.

expliqué autrefois le défaut de concordance existant entre nos premières conclusions générales et certaines conclusions de M. Miquel. Rappelons ici que, contrairement à ce que ce dernier auteur avait avancé depuis longtemps, nous avions cru pouvoir, en nous appuyant sur de très nombreuses observations météorologiques *recueillies pourtant à la même source*, avancer que les variations de hauteur des tranches pluviales n'exercent aucune influence ni sur l'apparition ni sur la marche des épidémies de choléra. Or, voici ce que nous écrivions à ce propos (1) : « Sans doute M. Miquel a pu constater qu'avec une diminution de pluie coïncidait une élévation de chiffre des décès cholériques : mais cela prouve-t-il que la sécheresse observée à ce moment ait favorisé le développement des germes pathogènes et que ce soit à cette sécheresse-là qu'on doive attribuer l'augmentation concomitante des décès ? Pas du tout, car alors il faudrait admettre que tous les décès observés provenaient sans exception aucune de cas absolument foudroyants et que dans la totalité de ces cas la période d'incubation de la maladie, ou avait totalement fait défaut, ou, tout au moins, n'avait duré que quelques heures à peine. Il y aurait là, il nous semble, une contradiction assez grande avec les idées généralement admises sur la durée moyenne de l'incubation..........

« Pour notre part, nous croyons que c'est moins aux phénomènes météorologiques immédiatement observés qu'aux phénomènes météorologiques constatés dans les jours précédents qu'il convient d'accorder un rôle tant soit peu effectif dans la production des épidémies. Envisager la question d'une autre manière serait s'exposer à de graves erreurs. »

Ce que nous disions alors à l'occasion des recherches de M. Miquel, nous pouvons le répéter aujourd'hui à l'occasion des travaux que nous avons analysés au cours du présent mémoire. Sans doute, nous reconnaîtrons à certains moments la coïncidence avec de nombreux décès par la grippe d'un abaissement notable de la tension de la vapeur d'eau ; sans doute aussi, nous sommes disposé à reconnaître avec M. Mougeot une coïncidence analogue entre l'augmentation du nombre des décès cholériques et l'élévation excessive de l'humidité.

Mais nous ne nous croirons pas, par cela seulement, autorisé à attribuer, soit à cet abaissement de la tension de la vapeur d'eau, soit à cette élévation du degré hygrométrique l'augmentation concomitante du nombre des décès. Nullement, et, pour les motifs que nous avons indiqués dès le début de nos recherches et que nous venons de rappeler il y a un instant.

La deuxième raison pour laquelle l'interprétation que nous donnons des faits observés par nous-même et par d'autres auteurs diffère de l'interprétation de ces derniers, est que la méthode

(1) *Bull. de la Soc. de méd. et de chir. prat.*

employée dans ces recherches n'est pas la même. Tandis que la plupart des observateurs se contentent en effet, de noter les variations météorologiques telles qu'elles se présentent à l'observation, nous nous sommes imposé, en outre, de comparer ces variations aux courbes météorologiques moyennes normales établies d'après des observations antérieures recueillies à l'Observatoire de Montsouris et datant de plusieurs années. Et c'est à cette comparaison-là que nous attachons l'importance la plus grande, car nous considérons moins la courbe météorologique réelle résultant des observations vraies, que les perturbations météorologiques que décèlent seulement les écarts de cette courbe d'avec la courbe idéale des moyennes normales.

Et comme preuve à l'appui de ce que nous disons là, nous rappellerons les conclusions présentées à l'Académie de médecine par cet observateur qui attribue un rôle considérable dans la pathogénie de la grippe à l'abaissement de la tension de la vapeur d'eau, et les résultats absolument contradictoires des recherches qu'à notre tour nous avons faites sur le même point, et en nous servant cependant des mêmes chiffres. On se souvient de cette remarque faite par nous plusieurs fois que jamais nous n'avons constaté au cours de ces recherches une diminution de la tension de la vapeur d'eau aussi considérable que celle indiquée par l'auteur en question comme cause fatalement déterminante de la grippe. Car, en effet, bien qu'à certains moments cette tension ait pu descendre à 5 millimètres, bien qu'elle ait pu descendre encore plus bas et se maintenir à ces chiffres pendant plusieurs semaines, nous avons dû reconnaître, par la comparaison des chiffres moyens normaux de l'époque correspondante, que si la tension de la vapeur d'eau subissait un abaissement, celui-ci ne se traduisait en réalité que par un écart assez minime sur la normale et ne constituait par suite qu'une perturbation beaucoup moins importante qu'on avait pu croire.

Et d'ailleurs c'est précisément par suite de la difficulté que nous avons de nous procurer les moyennes normales des différents éléments météorologiques d'autres climats que le climat parisien que nous nous sommes abstenu jusqu'à ce jour d'étendre nos recherches à d'autres villes, et que nous avons dû renoncer à utiliser une foule de documents relatifs à certaines épidémies soit de grippe, soit de choléra (1) ayant sévi dans différents lieux.

*
* *

(1) Au nombre de ces documents nous citerons, par exemple, ceux que renferme l'ouvrage fort intéressant que M. Henri Monod a fait paraître dans ces dernières années et qui a pour titre : Le choléra — *Histoire d'une épidémie — Finistère*. 1885-1886, *par Henri Monod* (Paris : Delagrave, 1892). Dans ce livre on trouve des indications très étendues sur les variations météorologiques constatées pendant l'épidémie dans différentes localités, telles que Le Guilvinec (obs. météor. recueil-

En résumé, les recherches qui précèdent et l'étude comparative de la dernière épidémie de grippe et des diverses modifications de l'état météorologique observées à Paris depuis le commencement de l'année 1894 jusqu'à ce jour, nous permettent d'établir les deux propositions suivantes :

1° Les conclusions précédemment développées par nous sur l'influence pathogénique de certains agents de l'atmosphère dans les épidémies de choléra ou de grippe (augmentation anormale de la pression barométrique, écarts anormaux de température, abaissement de l'influence électrique, prédominance anormale des vents polaires, et peut-être enfin affaiblissement du degré actinométrique) se trouvent une fois de plus justifiées.

2° Contrairement à ce qu'ont prétendu certains auteurs, ni les variations de l'état hygrométrique, ni les variations de la tension de la vapeur d'eau, pas plus du reste que les variations de hauteur des tranches pluviales, ne paraissent exercer aucune influence sur l'apparition de ces épidémies.

Et pour terminer, rappelons que, nous appuyant en outre sur les résultats des recherches expérimentales de MM. d'Arsonval et Charrin, recherches ayant eu pour objet de déterminer l'action

lies au phare de Penmarch), Quimper, etc... Malheureusement, l'auteur ne donne aucun renseignement sur les conditions atmosphériques observées durant la période qui a immédiatement précédé le choléra. D'autre part, il se borne à indiquer les variations météorologiques quotidiennes, sans s'occuper des courbes météorologiques moyennes normales avec lesquelles il aurait dû rapprocher les premières.

Cependant, M. Monod s'appuie sur ces données, fort insuffisantes selon nous, pour formuler un avis peu conforme en somme aux faits par nous observés depuis à Paris à l'occasion d'épidémies de même nature. Ainsi, voici ce qu'il écrit concernant les variations de la pression barométrique :

« La pression atmosphérique, dit-il à la page 143, ne paraît pas avoir « exercé une influence directe sur l'épidémie. L'on n'aperçoit pas un « rapport entre la hausse et la baisse du baromètre et l'augmentation « ou la diminution des chiffres des décès. Pendant la période la plus « grave de l'épidémie, le baromètre est tantôt très bas (23 novembre : « 747), tantôt très haut (1er décembre : 767). Quand l'épidémie tend à sa « fin, en mars et en avril 1886, le baromètre monte de 748 à 770, pour « redescendre aussitôt à 750, sans que la décroissance de l'épidémie « en soit troublée. »

Effectivement, il ressort de l'examen des chiffres et des courbes publiés par M. Monod que le baromètre a subi, durant la période qu'il étudie de très nombreuses oscillations. Mais, lorsque dans des recherches du genre de celles-ci on considère avant tout, ainsi que nous le faisons, les anomalies météorologiques, c'est-à-dire les écarts que peuvent présenter les courbes sur les moyennes normales, n'est-on pas en droit de se demander si, dans des régions exposées, comme le sont les côtes du Finistère, à de fréquentes tempêtes, ces oscillations ne s'observent pas d'ordinaire à pareilles époques ? Et alors n'est-on pas autorisé à se demander encore si les dépressions qui ont accompagné chacune des oscillations constatées en 1885-86, n'ont pas été, par exception, moindres que les dépressions généralement observées ?

des différents agents physiques sur le développement des microbes, nous avions été amené à dire que l'influence des agents atmosphériques mis en évidence par nos propres recherches devait se faire sentir plutôt sur le terrain, c'est-à-dire sur l'organisme, que sur le microbe lui-même.

Or, dans son dernier mémoire « sur les poussières organisées de l'air et des eaux », M. Miquel (1) fait remarquer que si l'on compare la courbe des différents chiffres représentant le nombre des microbes atmosphériques recueillis à Paris à chaque semaine de l'année 1893 (rappelons que cette année fut témoin d'une épidémie de grippe) à la courbe de la mortalité par les maladies épidémiques, il est difficile de saisir la moindre relation entre ces deux courbes. C'est là un fait dont nous ne devons assurément pas nous exagérer l'importance, mais qu'il nous paraît utile cependant de retenir.

En tout cas nous tenons à déclarer ici que nous sommes bien loin de considérer les diverses variations météorologiques que nous venons d'énumérer comme la cause unique et exclusive des épidémies de grippe ou de choléra. Une pareille manière de voir, outre qu'elle serait excessive, s'accorderait mal, en effet, d'une part, avec ces faits bien connus d'épidémies ayant décimé certaines localités tout en épargnant des localités très voisines (2), et, d'autre part, avec ces faits non moins bien connus d'épidémies propagées par contagion.

(1) Miquel. — *Seizième mémoire sur les poussières organiques de l'air et des eaux.* (Annuaire de l'observatoire municipal de Montsouris pour l'année 1895. Gauthier-Villars à Paris.)

(2) Cependant, même dans des cas de ce genre, il y a lieu de tenir un très grand compte de l'état de réceptivité que présentent les individus, ou, en d'autres termes, de l'état du terrain. A ce sujet nous citerons le fait suivant, que nous tenons de source sûre, et relatif à la dernière épidémie de grippe au camp de Châlons. Bien que cette épidémie se soit manifestée avec une grande violence et ait déterminé des accidents très graves (albuminurie, hématurie, etc.), il n'y a eu guère que deux régiments atteints : un régiment de cavalerie et un régiment d'infanterie. Or, c'étaient précisément ceux dont les hommes avaient été le plus surmenés quelques jours auparavant. — Il est vrai que ces mêmes régiments étaient cantonnés l'un près de l'autre, et à une extrémité du camp. Mais, il est encore à remarquer que l'hôpital où se faisait l'évacuation était situé précisément à l'extrémité opposée, et que les malades ainsi évacués devaient par conséquent traverser le camp dans toute sa longueur. Et pourtant, malgré cette dernière circonstance on vient de voir que la plupart des autres régiments purent échapper à la contagion.

Clermont (Oise). — Imprimerie DAIX frères, 3, place Saint-André.

www.ingramcontent.com/pod-product-compliance
Lightning Source LLC
LaVergne TN
LVHW052020160826
845678LV00003B/1124

* 9 7 8 2 3 2 9 6 5 1 1 3 2 *